AF463539

BIBLIOTHÈQUE DE LA GAZETTE MÉDICALE DE PARIS
Collection nouvelle de mémoires et d'actualités de médecine et de thérapeutique, d'assistance et d'hygiène sociales
publiée sous la direction du Dr LUCIEN-GRAUX

TRAITEMENT THERMAL SULFUREUX
DE LA
SYPHILIS

Cures simples « intercalaires »;
Cures combinées avec les injections hypodermiques quotidiennes d'un sel soluble d'hydrargyre (Enésol).

PAR LE

Dr DRESCH
Membre correspondant de la « Société balnéologique d'Odessa »,
de la « Société d'hydrologie de Paris », de la « Société de Médecine légale de France »,
de la « Société de Médecine de Toulouse »,
Lauréat de l'Académie de Médecine (Médailles des Eaux minérales 1894-1895-1899-1903-1904-1905).

MÉDECIN DES EAUX D'AX (ARIÈGE).

PARIS
LIBRAIRIE DE LA GAZETTE MÉDICALE DE PARIS
33, Rue Jean-Jacques Rousseau.
1908

DU MÊME AUTEUR :

Des kystes du vagin. Paris, 1872.

Les injections sous-cutanées d'eau distillée ou d'eau pure *Union médicale*, 1875.

Affaires François Toulza, dit Rapala. — Réfutation des rapports affirmatifs du Dr Bergeron (O. Doin, *1877*).

Salicylate de soude dans la chorée. *Bulletin de thérapeutique*, 1879.

Constitution médicale de l'arrondissement de Foix, *Moniteur de la polyclinique*, 1881 à 1884.

Moyen simple d'arrêter le hoquet. *Bulletin de thérapeutique*, 1888.

La grotte du Mas d'Azil et l'industrie préhistorique. Foix, 1888.

La première œuvre de Lakanal : Organisation du Muséum national d'histoire naturelle. *Bulletin de la Société Ariégeoise*, VIe vol.

Pansements et antisepsie. Conférence à l'Association des Dames Françaises. Foix, 1888.

De la chorée et de son traitement. O. Doin, 1890.

De l'emploi des eaux sulfureuses dans le traitement normal de la syphilis. Paris. Société d'éditions scientifiques, 1893. (Récompensé par l'Académie de Médecine.)

De l'origine des eaux thermales sulfureuses. *Ax Thermal*, 1894.

Aperçu synthétique sur la station d'Ax, son outillage, ses applications thérapeutiques. *Archives générales d'hydrologie*, 1897. (Récompensé par l'Académie de Médecine.)

La fièvre thermale. Paris, Société d'éditions scientifiques, 1897.

De l'hydrothérapie dans ses applications dans les stations thermales. *Ax Thermal*, 1896-1897.

Pathogénie et traitement de la chorée. *Journal des Praticiens*, 1898.

Des cures intercalaires de la syphilis aux eaux sulfureuses. Paris, J.-B. Baillière, 1899. (Récompensé par l'Académie de Médecine.)

Traitement et prophylaxie des suites de grippes aux eaux sulfureuses. *Gazette des Eaux*, 1900.

Index clinique et pratique des stations thermales françaises. *Bulletin médical*. 1900, Art. Ax.

Memento de médecine thermale. *Gazette des Eaux*, 1900. Art. Ax.

Stations hydro-minérales climatériques et maritimes de France. Ouvrage publié par la Société d'hydrologie. Masson, éditeur, 1900. Art. Ax.

Traité complet des Eaux d'Ax, accompagné de gravures, 4e édition, revue et augmentée. J.-B. Baillière, 1905. (Récompensé par l'Académie de Médecine.)

Clinique thermale d'Ax. 1er fascicule. J.-B. Baillière, 1904. (Récompensé par l'Académie de Médecine.)

Traitement thermal sulfureux de la syphilis. *Congrès de Venise*, 1905.

Cure intensive de la syphilis aux Eaux sulfureuses par injections quotidiennes de sels solubles d'hydrargyre. *Congrès de Lisbonne*, 1906.

Dystocie par viciation progressive du bassin dans les pays de grande déclivité. *Congrès d'Alger*, 1907.

Du bleu de méthylène comme topique des bouts de seins. *Congrès d'Alger*, 1907.

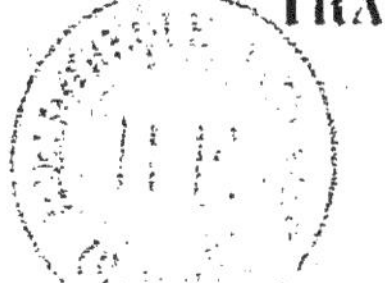

TRAITEMENT THERMAL SULFUREUX DE LA SYPHILIS

Cures simples « intercalaires » ; cures combinées avec les injections hypodermiques quotidiennes d'un sel soluble d'hydrargyre (Enésol).

par le Dr Dresch.
Médecin des Eaux d'Ax (Ariège).

De plus en plus, pour le grand avantage des malades, les médecins font entrer les cures thermales dans le traitement de la syphilis.

On ne se contente plus d'administrer, au petit bonheur, suivant des formules fixes et des périodes qui le sont tout autant, mercure ou iodure. Si le mercure est toujours donné, à juste titre, plus ou moins *largâ manu*, par cures plus ou moins répétées et prolongées, et répétées pendant un plus ou moins grand nombre d'années, il faut reconnaître qu'on est devenu en général plus parcimonieux d'iodure. Ce dernier agent est plus judicieusement administré et réservé, vraiment, pour les accidents où il fait alors merveille. C'est un peu aux cures thermales, plus souvent utilisées, qu'on est redevable de ce progrès qui consiste en une administration plus méthodique du traitement mercuriel, combiné à des cures thermales qui réduisent les indications de la médication iodurée.

Si la cure thermale est devenue le complément auxiliaire du traitement de la syphilis à évolution normale et correctement traitée, elle s'impose doublement quand la syphilis se surajoute à des états diathésiques antérieurs et dans une multitude d'états bâtards relevant d'une combinaison de diathèses, nécessitant, par suite, des combinaisons de traitement.

Sans doute, les bains domestiques, encore plus les bains de vapeur, ont constitué de tout temps un adjuvant des plus utiles du traitement de la syphilis. Notre excellent ami, M. le Dr Rouquerol, a parfaitement observé, en Tunisie, la bénignité de la syphilis, partout où il y a des hammams, et sa gravité plus grande dans les régions où il n'y a pas d'eau, et par conséquent pas de hammams.

Dans un but thérapeutique analogue, on donna pendant des siècles ce qu'on appelait les *sudorifiques*, ce qui n'empêcha pas, d'ailleurs, d'apprécier déjà l'utilité des traitements thermaux et, en particulier, celle des eaux sulfureuses. Celles-ci furent, sans doute, d'un emploi bien avantageux aux malheureux *avariés* qu'à certaines époques on mercurialisait vraiment d'une façon excessive et souvent barbare. Cette pratique malencontreuse ne tardait pas à entraîner une réaction contre Hg, tout autant nuisible aux syphilitiques.

Aujourd'hui, en attendant l'application du sérum immunisant ou curateur, la médication mercurielle triomphe sans conteste et à bon droit. Elle trouve un auxiliaire des plus précieux dans les cures thermales, bien supérieures aux étuves et aux sudorifiques. C'est vers une station d'eaux sulfureuses qu'on a l'habitude de diriger les syphilitiques.

L'on sait l'importance prise par certaines stations à ce point de vue spécial, non parce qu'elles sont supérieures aux autres, mais simplement par la publicité, le retentissement donné aux observations recueillies, et aussi par l'assurance pour le malade et le médecin — ce que nous avons démontré être excessif — que le traitement mercuriel combiné à la cure thermale est élevé dans ces villes d'eaux à la hauteur d'un principe, en dehors duquel il ne saurait y avoir de salut. Les esprits avisés et les désintéressés dans la question ont depuis longtemps reconnu que le choix de la station sulfureuse importe peu. Ce qui importe, c'est de savoir apprécier si la cure doit rester simple, *intercalaire*, ainsi que nous l'avons appelée au Congrès de Liège, ou bien si le traitement hydrargyrique doit être combiné. Dans ce dernier cas, tout le monde est à peu près d'accord pour reconnaître que la méthode hypodermique reste la méthode de choix, à l'exclusion de toute autre, par sa commodité, son élégance, son activité mathématique, en rapport avec les doses employées, enfin par le peu d'inconvénients qu'elle entraine. Les expériences toutes récentes de MM. Desmoulières et Chatin viennent démontrer ce qu'une expérience clinique d'un quart de siècle nous a appris. En présence du sérum sanguin, les composés sulfurés redissolvent rapidement les albuminates de mercure précipités. Les sulfurés agissent donc, non en formant un sel inerte, mais en augmentant la puissance solubilisatrice du sang; ils rendront les plus grands services aux malades qui ont besoin d'un traitement énergique et à tous ceux qui sont vraiment soucieux de leur avenir de syphilitique.

Lorsqu'il existe une indication quelconque d'envoi dans une station autre qu'une eau sulfureuse, il est assez curieux de constater que, par le seul fait de l'amélioration du sujet au point de vue spécial qui a motivé le choix de la station, l'évolution de la syphilis se trouve heureusement influencée. La *vis medicatrix*, l'auto-défense, si vous préférez, exaltée par la cure thermale, manifeste son pouvoir pour le plus grand bénéfice du diathésique. En dehors de ces indications spéciales, l'empirisme a démontré la supériorité des eaux sulfureuses en matière d'atténuation de la syphilis.

L'on discute encore sur ce qui agit dans une eau sulfureuse. L'on sait combien le substratum d'une eau sulfureuse *pure* est minime et fugace. Variable dans sa composition, autant que dans ses processus de décomposition, on argue d'une supériorité, d'ailleurs problématique, tantôt parce qu'elle abonde en chlorure, tantôt parce qu'elle dégage des proportions plus fortes d'hydrogène sulfuré ou d'hyposulfites. Je me garderai de trancher une question où tout le monde a raison sur un point du moins : l'utilité des eaux sulfureuses. Je n'éluciderai pas davantage la question de supériorité de l'hydrogène sulfuré ou l'avantage des hyposulfites, mais j'ai des raisons de croire que la présence du chlorure de sodium affaiblit plutôt l'activité du principe sulfureux, quel qu'il soit. Si la pratique thermale démontre le fait, la théorie des *ions*, les lois de l'osmose l'expliquent suffisamment. Ainsi pensaient déjà les hydrologues du XVIIIe siècle qui étaient d'excellents observateurs. Voici ce qu'écrit Leroy, rival de Venel, de Bayen et de Bordeu : « *Les eaux sulfureuses sont d'autant plus estimées qu'elles contiennent moins de substances étrangères. Les plus simples sont les meilleures.* » On ne saurait mieux dire. Quand nous voulons faire supporter à certains malades la note forte de nos bains sulfureux, nous n'avons qu'à ajouter des sels de Salies. Quand on veut faire tolérer par les muqueuses nasales excitables les irrigations sulfureuses, Depierris, de Cauterets, nous a appris à adjoindre telles proportions de chlorure de sodium. Expliquez le fait avec un mot, *isotonie*, cela n'empêche pas que vous avez réduit l'activité native de l'eau minérale pure dont les éléments sont dissociés et à l'état plus ou moins parfait d'*ions*. Par l'adjonction de chlorure de sodium le processus osmotique se trouve modifié, et par suite également le mode d'action de cette lymphe si instable qu'est une eau sulfureuse. Je n'insiste pas.

On ne saurait affirmer que les eaux sulfureuses, trophiques et antidiathésiques, cependant, exercent une action curatrice quelconque sur la syphilis. Elles opèrent surtout sur le malade, sur le *terrain*, et, sans doute, cette modification du terrain rend-elle la graine moins féconde. Mais, point sur lequel on ne saurait trop insister, le principe sulfureux a une action spéciale *unique* sur Hg, le *seul* agent inhibiteur de l'élément connu et figuré, générateur de cette toxi-infection qu'est la syphilis. Quand le mercure a produit la série de ses effets modificateurs, une partie s'est éliminée suivant les processus habituels bien connus. Le reliquat reste immobilisé dans nos cellules, insoluble, probablement inerte, du moins doué d'une activité bien atténuée. L'eau sulfureuse a pour effet de *solubiliser à nouveau* cette *véritable rouille hydrargirique*. On voit que nous n'avons pas attendu les expériences récentes de MM. Desmoulières et Chatin pour trouver le mot et la chose que l'étude du malade nous a démontré depuis longtemps. Elle la mobilise, et à ce moment précis, dans ce que j'ai appelé la cure *intercalaire*, elle refait passer à l'activité thérapeutique cette réserve métallique qui dormait au plus profond de nos tissus. Double ou triple bénéfice, le mercure opère à nouveau ; il débarrasse pour un moment nos cellules de sa présence, enfin il rend le terrain décapé sensible à de nouvelles imprégnations mercurielles, indispensables pour ce que nos maîtres appelaient, il y cinquante ans, un traitement d'extinction [1].

Grâce à ce décapage, quelquefois assez actif pour donner lieu à un syndrome spécial de *poussée thermale*, décapage que Jullien, de Saint-Lazare, considère bien à

[1] Voir, pour plus amples détails, nos précédentes communications aux Congrès de Liége, de Grenoble, de Toulouse, de Madrid, de Venise, de Lisbonne. Lire : Traité complet des Eaux d'Ax », 4e édition, 1907, également « Clinique thermale d'Ax », « Ax thermal » passim, 1889 à 1907.

tort comme un moment critique pour le syphilitique, ce que j'ai appelé la cure hydrargyrique *post-thermale* opère avec une activité curatrice à laquelle le sujet n'est plus habitué. J'ai appelé *intercalaire* cette cure thermale simple, précédée naturellement de traitements hydrargyriques et suivie, à plus ou moins courte distance, d'une *post-cure* mercurielle.

Ainsi que l'a dit le Dr Keller, de Rheinfelden, dans son remarquable rapport au Congrès de Madrid, si l'on doit continuer le traitement spécifique tant qu'il subsiste des symptômes ou que l'on a quelques raisons d'admettre que la maladie n'est pas guérie, en revanche, les cures thermales doivent être répétées pendant de longues années. Nous appuyant sur une expérience de plus d'un quart de siècle de médecine thermale, nous diviserons en trois périodes le traitement thermal de la syphilis. Ce traitement thermal correspond à la très grande majorité des cas, d'ailleurs correctement traités par Hg, avec une évolution se rapprochant de la normale. Je m'empresse d'ajouter que ce sera grâce aux cures thermales que la syphilis aura les plus grandes chances d'évoluer avec bénignité.

Dans la première période, celle où le diathésique est, chaque année, méthodiquement mercurialisé, la cure thermale sulfureuse peut intervenir dès la première année et, dans la très grande majorité des cas, elle doit être simple, c'est-à-dire « intercalaire », ainsi que je l'ai dénommée, en 1898, au Congrès de Liége.

Dans la seconde période, qui n'est pas simplement limitée par l'évolution des accidents dits secondaires, mais qui commence à un moment où de nouvelles mercurialisations régulières ne semblent plus nécessaires, par suite de l'état, tout au moins latent, de la diathèse, il restera d'une bonne précaution de combiner alors la cure thermale avec la médication spécifique. Nous avons, aujourd'hui, la possibilité de faire supporter au syphilitique une nouvelle cure mercurielle, très active, combinée à l'eau sulfureuse, avec le minimum des inconvénients qu'on ne connait que trop et qu'il ne faut pas plus nier qu'exagérer. La méthode hypodermique, les préparations de choix mises à notre disposition, autorisent cette manière de faire avec une supériorité, une sécurité, que les vieilles pratiques par ingestion ou frictions ne peuvent atteindre [1]. La saison thermale peut être considérée comme l'époque de choix d'une cure tardive, parce que pendant le séjour dans une ville d'eaux, elle est plus facilement acceptée par un malade qui n'a rien à faire, et, en outre, beaucoup mieux supportée.

Dans une troisième période qu'il est difficile de fixer, qui ne commencera qu'après le sommeil prolongé de la diathèse, on s'en tiendra aux cures thermales simples qui ne seront plus, cette fois, *intercalaires*. Alors, le choix de la station redevient plus étendu et le groupe des sulfureuses perd de son importance spéciale, sinon spécifique.

Il y a lieu, à ce moment, de tenir beaucoup plus compte des indications du moment que de l'antécédent syphilitique. Grâce à la série des cures thermales, auxiliaire puissant de la médication spécifique, le diathésique diminue, dans de bien grandes proportions, ses chances d'accidents futurs, voire même de ces syndromes bien connus, qualifiés de *parasyphilitique*. On sait que la plupart sont en train de passer dans la sphère d'action de la médication mercurielle et comme conséquence de dépendre également du processus

[1] A Aix-les-Bains, lisons-nous dans la thèse inaugurale du Dr Berthier (1905), les frictions sont encore en grand honneur. Toute une équipe de frotteurs expérimentés trouve encore à s'y employer.

Sans doute, on hésite à supprimer le gagne-pain de ces professionnels de la frotte. Nous estimons qu'à l'instar des « frégaires » de Cauterets, ils ne tarderont pas non plus à entrer dans l'histoire.

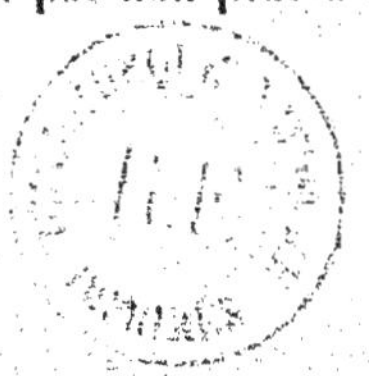

syphilitique plus ou moins aberrant. J'observe que si, dans ce que j'appelle la troisième période des cures thermales, la cure thermale simple ne donne pas le résultat qu'on est en droit d'attendre, il y a lieu de songer que la vérole reste un élément pathogène. Quelques injections hydrargyriques viendront, le plus souvent, à bout d'états mal définis pour lesquels la cure thermale simple restait impuissante. *Naturam morborum curationes ostendunt.*

Après avoir étudié, surtout dans mes précédentes communications, les avantages de la cure thermale sulfureuse, dite « intercalaire », je m'étendrai plus longuement sur la période des saisons thermales pendant lesquelles le traitement mercuriel me semble tout particulièrement utile.

Depuis longtemps, grâce à un sommeil complet et prolongé de la diathèse, tout traitement mercuriel a été abandonné. D'un autre côté, les syphiligraphes les plus autorisés osent de moins en moins conseiller l'abandon définitif du mercure. Nous estimons que dans la période de flottement, pendant laquelle, grâce à l'état latent de l'affection, les avis peuvent être partagés, la saison thermale doit rester, dans la très grande majorité des cas, le moment opportun, par excellence, d'une cure par les injections quotidiennes de sels solubles de Hg.

Si l'on varie sur le choix de la station sulfureuse, si l'on se fixe sur les convenances d'un chacun et d'après les diverses spécialisations que comporte, avec plus ou moins de profit pour le malade, chaque groupe d'eaux sulfureuses, l'accord doit être fait sur le procédé, de plus en plus apprécié, de la méthode hypodermique. Si dans les villes, dans les hôpitaux spéciaux, les injections de préparations solubles présentent plus d'avantages, surtout plus de commodités, pendant le traitement thermal, l'injection quotidienne, aux doses

« maxima » pour chaque sujet, présente seule les garanties d'activité et de sécurité. C'est seulement par l'hypoderme, nous ne saurions trop le répéter, qu'on peut, aux eaux sulfureuses, imprégner l'organisme par le mercure, à la condition encore expresse que la dose *maxima*, qui est aussi l'*optima*, sera renouvelée tous les jours. Par l'ingestion comme par la friction, on n'est jamais certain, aux eaux sulfureuses, de la dose utile ou active, quelle que soit d'ailleurs la dose administrée. Si l'on peut impunément pousser, par ces modes d'emploi, les doses du métal, il n'en est plus de même avec les injections intra-musculaires [1]. Avec elles, l'absorption est intégrale, l'action est même plus intense parce que la résorption est plus rapide. Si, grâce à l'élimination suractivée, l'imprégnation est moins durable, elle est cependant suffisante pour manifester ses effets thérapeutiques et, l'on ne saurait trop le répéter, ce n'est plus impunément qu'on s'écarterait beaucoup de la posologie habituelle.

L'élimination suractivée, comme l'absorption, implique aux eaux sulfureuses l'obligation d'injections quotidiennes et par suite l'emploi des sels solubles. Alors que dans les villes le client accepterait difficilement de passer chaque jour chez son médecin, il en prend aisément son parti aux eaux où il est loin de ses occupations. En outre, le désagrément des piqûres est largement atténué par l'usage du bain pris un instant après.

Nous avons aujourd'hui à notre disposition d'excellentes préparations de solutions mercurielles. Les ampoules que l'on nous livre, d'un usage si commode,

[1] La note, récemment communiquée à l'Académie des Sciences, de MM. Desmoulières et Chatin, nous explique pourquoi il faut le conflit intime du sel mercuriel avec le sérum sanguin imprégné de principes sulfureux dont le plus important est, sans doute, l'hydrogène sulfuré.

présentent une gamme d'activité applicable suivant la gravité, l'urgence, le poids du client, l'âge, le sexe. Le « benzoate », le « levurargyre », l' « hermophényl », le « cacodylate iodo-hydrargyrique » etc., tels qu'ils nous sont communément présentés, constituent de par mon expérience, la note douce. Dans la note forte, le « salicylarsinate de mercure » connu sous le vocable « Enésol » répond à la plupart des indications, de par sa dose de 6 centigrammes par ampoule. Voilà plus de trois ans que je l'emploie et les résultats ont été des plus concluants dans ma pratique thermale, autant pour ses effets immédiats, surtout appréciés par mes clients, que par l'action thérapeutique observée par moi. J'ai soigné avec « l'ésénol » une soixantaine de syphilitiques ; pour la plupart c'étaient des hommes ; plusieurs femmes gravement atteintes furent rapidement « blanchies », parce que, ainsi que cela arrive trop souvent, leur syphilis d'origine conjugale était méconnue ou insuffisamment traitée. Je dois confesser que toutes mes clientes ont supporté bravement un minimum de dix piqûres d'énésol.

Dans ma clientèle masculine, trois hommes n'ont pas terminé leur cure par injections. Sur ces trois hommes, je constate qu'il y avait deux médecins. Ceux-ci préférèrent revenir à la méthode aussi incertaine que peu élégante de la frotte.

La technique des injections d'énésol, comme celle des autres préparations solubles, est aussi simplifiée que possible pendant la saison thermale. On a affaire à des clients qui prennent, depuis plusieurs jours, douches et bains sulfureux. Un tampon de coton hydrophile imbibé d'un alcoolé quelconque a vite fait de compléter l'asepsie de la peau. Une aiguille de 4 centimètres suffit le plus souvent, et les zones bien connues de la région fessière sont les lieux d'élection des piqûres. Pour les personnes adipeuses, l'obligation de canules plus longues s'impose. L'injection poussée dans un milieu de graisse provoque la formation de noyaux plus ou moins volumineux et durables avec une absorption très ralentie. On doit les faire en séries horizontales un peu au-dessus et un peu au-dessous d'une ligne fictive passant à deux travers de doigt au-dessus des grands trochanters. Autant que possible, dans la série des piqûres, opérer alternativement de chaque côté et une seule fois au même endroit. Comme les ampoules d'énésol, en particulier, contiennent deux bons centimètres cubes de liquide, je conseille de pousser très lentement l'injection. Il est bon d'éviter la compression. Le liquide ne s'en diffuse que mieux et sans incidents, surtout si l'on met en garde le client contre la friction post-opératoire qu'il se hâte en général d'opérer. L'injection doit être effectuée autant que possible avant l'heure du bain. La douche est beaucoup moins favorable, à cause de l'excitation plus grande à la peau. Sur plus de 600 injections, je n'ai observé ni noyaux, ni indurations, ni abcès, et tous ceux qui ont adopté l'énésol ont obtenu le même résultat. J'ai constaté quelquefois un érythème, un œdème léger de la peau, fugaces tous deux : tantôt c'est une simple plaque ortiée, centrée par la piqûre même. La douleur est, dans la très grande majorité des cas, très faible, avec des variantes pour le même individu qui semblent paradoxales. Le fait se produit d'ailleurs avec presque tous les produits usités en hypodermie. Quand la douleur est régulièrement vive chez la même personne, il faut substituer une canule plus longue, afin que l'injection soit plus surement intra-musculaire. Ce phénomène qui se produit assez fréquemment et qui n'est pas sans inquiéter le client, surtout si ce client est un névropathe doublé d'un médecin, c'est un certain engourdissement momentané qui se produit dans le membre inférieur, du côté piqué. Ce phénomène se produit très rapidement et va jusqu'à la parésie. Un médecin renonça au traitement pour ce motif, effrayé, me dit-il, de la difficulté qu'il avait eue de rentrer à l'hôtel[1]. L'effet thérapeutique se fait rapidement sentir, et si, avec raison, on a prétendu que la médication mercurielle par ingestion et par friction, combinée au traitement sulfureux, était incapable d'influencer la bouche, c'est faux en ce qui concerne la méthode hypodermique et, en particulier, avec 6 centigrammes d'énésol[2]. Chez plusieurs clients, dont la bouche était insuffisamment entretenue, j'ai observé de belles stomatites qui n'étaient plus ce ptyalisme *redux* que j'ai constaté quelquefois dans les cures intercalaires *post-hydrargyriques*. Avec les injections hypodermiques quotidiennes de sels solubles, l'absorption et l'élimination du mercure sont tellement suractivées par le traitement sulfureux que les gencives sont immédiatement influencées. L'action thérapeutique va de pair. Un vieux syphilitique, non traité depuis fort longtemps, portait sur la région sacrée une ulcération tertiaire ancienne dont il ne se préoccupait pas d'ailleurs. Il ne voulut supporter que quatre injections. La réparation fut complète avant la fin du traitement thermal. Je reste convaincu que c'est aux 24 centigrammes d'énésol que cet homme fort mais pusillanime dut la guérison de sa syphilide.

La rapidité des phénomènes buccaux chez mes injectés constitue la preuve indéniable de la supériorité de la méthode hypodermique sur l'ingestion et sur la frotte. On sait les doses énormes de liqueur de Van Swieten avalées impunément par les « avariés » aux eaux sulfu-

[1] C'est un effet purement physique. L'eau distillée en injections sous cutanée, produit les mêmes effets de douleur et de parésie.

[2] Je fais observer que la présence de l'arsenic dans le composé Énésol, présente un côté d'autant plus intéressant, qu'en outre de l'action trophique on attribue un effet spécifique à la nouvelle préparation arsenicale, dite *atoxyl*.

reuses. Certainement alors, l'action médicamenteuse est incertaine, l'absence même de tout retentissement buccal en témoigne.

Grâce à la méthode hypodermique, une action médicinale et curatrice est obtenue avec 10, 12, 15 injections au plus. Un client a poussé jusqu'à 18, mais des céphalées assez vives démontraient qu'on ne pouvait pas pousser plus loin l'imprégnation mercurielle et du reste les syphilides tertiaires malignes se réparaient à vue d'œil. J'ai publié l'observation d'un paralytique général, reconnu tel par des spécialistes de Bruxelles et de Paris. Il supporta bravement 20 injections d'énésol en 20 jours. Il était dans une période d'accalmie après avoir été interné. Il supporta fort bien le traitement, prenant, en même temps, les bains sédatifs de la station, à températures modérées. Il fit ensuite une cure d'eau à Aulus. Depuis l'été 1904, il vit dans sa famille, à la campagne, et sans incidents fâcheux. Je citerai encore un myélitique traité longtemps et inutilement pour une sciatique. Il avait presque totalement perdu l'usage de ses membres inférieurs. Il ne pouvait se rendre à son bureau qu'en voiture. Après deux saisons thermales et quatre séries de dix injections d'énésol, deux pendant les saisons, deux autres en *post-cure*, avec un repos de trois semaines, l'amélioration a été telle qu'il va aujourd'hui à son bureau à pied, cela deux fois par jour ; il remonte à bicyclette, le tout sans avoir eu le moindre besoin de faire ce qu'on appelle la rééducation des muscles pas plus que de la mécanothérapie.

Dans ma clinique thermale d'Ax, j'ai publié d'autres observations que je ne puis relater ici.

Ce n'est pas pour citer de telles cures que je fais cette communication, c'est au contraire, grâce aux cures thermales sulfureuses, simples ou combinées, pour qu'il devienne de moins en moins fréquent d'avoir affaire à des malades si gravement atteints. Il faut, par tous les moyens possibles, poursuivre la guérison ou tout au moins l'atténuation progressive de la syphilis. Si la syphilis se répand de plus en plus, ainsi que le constatent les syphiligraphes, il faut qu'elle perde de plus en plus sa gravité. Les cures thermales sulfureuses constituent le traitement auxiliaire par excellence de la syphilis. Si nous estimons qu'elles doivent rester simples ou « intercalaires » dans les premières années, à une période assez éloignée, pour permettre de supporter mieux la médication spécifique, il sera d'une bonne pratique de combiner la cure thermale avec une série d'injections quotidiennes de sels solubles de Hg. C'est ce que j'appelle une cure de « sécurité ». Ainsi que le conseille notre excellent confrère, le Dr Depierris, de Cauterets, les injections seront toujours précédées, sauf urgence, de quelques jours de traitement thermal simple qui met l'organisme dans les meilleures conditions pour profiter au mieux de la cure mercurielle[1]. Suivant le cas, suivant les effets produits, suivant l'évolution antérieure, plus ou moins sévère de la diathèse, suivant les traitements déjà poursuivis, plus ou moins intensifs, le médecin des eaux aura à décider son malade à faire chez lui une post-cure hydrargyrique, celle-ci assurant une imprégnation mercurielle peut-être moins active, mais certainement plus durable.

Alors la méthode *per os* sera de nouveau applicable, si le client répugne à se laisser faire des piqûres qui, cette fois, pourront être de sels insolubles et hebdomadaires.

[1] MM. Démoulières et Chatin viennent d'expliquer l'utilité d'une imprégnation sulfureuse préalable. Grâce à cette imprégnation, Hg opère avec un maximum d'activité et de rapidité.

BIBLIOTHÈQUE DE LA GAZETTE MÉDICALE DE PARIS

Collection nouvelle de mémoires et d'actualités de médecine et de thérapeutique, d'assistar et d'hygiène sociales.

Chaque volume : 75 cent.

Dr GEORGE FLEIG. Traitement de l'hypertrophie prostatique par rayons X.

Dr ESMONET. Les sports d'hiver en Suisse, la Riviera en danger.

Dr MAZERAN. La question de régime dans les stations hydro-minéra françaises.

Dr FILLASSIER. De la législation française en matière de logements salubres.

Dr JEANNEL. Action thérapeutique et physiologique de l'eau du Mon Dore.

Dr LUCIEN-GRAUX. Le Sweating-System et la loi sur la protection de santé publique.

Dr BAUMANN. La cure de Châtel-Guyon. Son action. Ses indications.

Dr DRESCH. Traitement thermal sulfureux de la syphilis.

Dr Léon MEUNIER. La dyspepsie salivaire.

GAZETTE MÉDICALE DE PARIS

Journal de Médecine et de Thérapeutique pratique, de Science biologiques, d'Assistance et d'Hygiène sociales.

FONDÉE EN 1830 — 78e ANNÉE

Directeur-Rédacteur en chef : Dr LUCIEN-GRAUX.

DIRECTION SCIENTIFIQUE

CHANTEMESSE Professeur d'Hygiène à la Faculté de Paris Membre de l'Académie de Méd.	**LANDOUZY** Professeur de Clinique Médicale Membre de l'Académie de Méd.	**RECLUS** Professeur de Clinique chirurgicale Membre de l'Académie de Méd.	**RICHET** Professeur de Physiol à la Faculté de Par Membre de l'Académie de

ALBERT ROBIN
Professeur de Clinique Thérapeutique
Membre de l'Académie de Méd.

BALZER Médecin de l'Hôpital Saint-Louis	**BAZY** Chirurgien de l'Hôpital Beaujon	**CHASSEVANT** Professeur agrégé à la Faculté de Méd.	**DESGREZ** Professeur agré à la Faculté de M
VAQUEZ Professeur agrégé, Médecin de l'Hôpital St-Antoine	**MARIE** Médecin en chef de l'Hospice de Villejuif	**MONPROFIT** Professeur à l'École de Méd. d'Angers	**MOUREU** Professeur à l'École de Pharmaci

DIRECTION ET RÉDACTION : 95, AVENUE KLÉBER, PARIS.

Abonnement d'un an	France.	Fr. 5.
	Etranger	» 6.

Envoi de nos specimen sur demande.

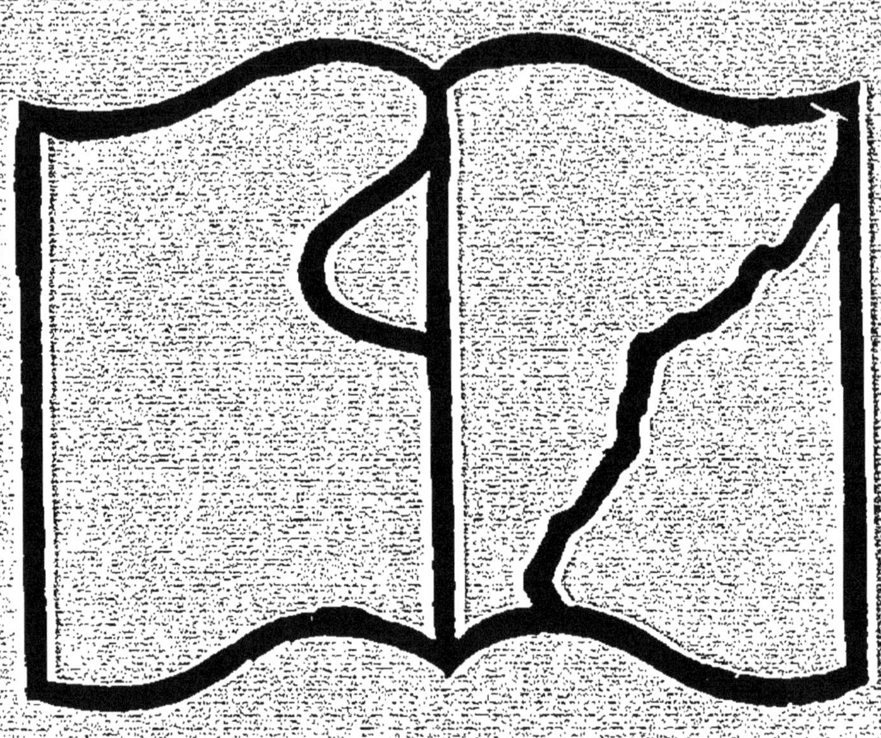

Texte détérioré — reliure défectueuse

NF Z 43-120-11

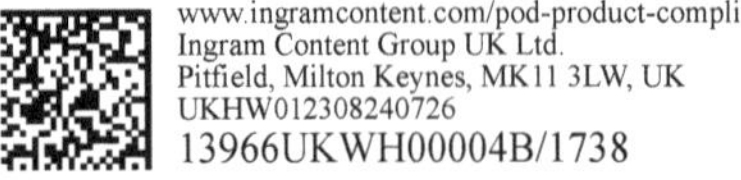
www.ingramcontent.com/pod-product-compliance
Ingram Content Group UK Ltd.
Pitfield, Milton Keynes, MK11 3LW, UK
UKHW012308240726
13966UKWH00004B/1738

9 782011 942180